ÉRYTHÈMES

Causés par les Lavements boriqués

DANS LA FIÈVRE TYPHOIDE

PAR

Le Dr Louis **HERVIAULT**
DE L'UNIVERSITÉ DE PARIS

PARIS
LIBRAIRIE DES FACULTÉS
A. MICHALON
26, Rue Monsieur-le-Prince, 26
—
1902

ÉRYTHÈMES

Causés par les Lavements boriqués

DANS LA FIÈVRE TYPHOIDE

PAR

Le Dr Louis HERVIAULT

DE L'UNIVERSITÉ DE PARIS

PARIS

LIBRAIRIE DES FACULTÉS

A. MICHALON

26, Rue Monsieur-le-Prince, 26

1902

A MES MAITRES

A MES PARENTS

A MES AMIS

AVANT-PROPOS

Depuis ces dernières années, les manifestations cutanées de la fièvre typhoïde ont été l'objet de nombreux travaux, et commencent à être suffisamment déterminées. Les unes, d'observation courante, sont un symptôme permettant d'assurer un diagnostic encore hésitant: nous voulons parler des taches rosées lenticulaires, apparaissant en général dans le second septennaire; d'autres n'ont été bien déterminées dans leur nature qu'après de longues discussions: ce sont les taches bleues, étudiées par MM. Duguet et Mourson; signalons encore les éruptions furonculeuses, les éruptions dues à une transpiration intense.

Enfin il existe un groupe d'éruptions toutes différentes des précédentes, apparaissant à des moments très divers de la maladie, ressemblant tantôt à l'éruption morbilleuse, tantôt à l'éruption de la fièvre scarlatine, tantôt d'un polymorphisme qui ne permet pas de leur assigner une place très nette dans l'histoire des érythèmes.

Les auteurs semblent d'accord pour admettre que ces

érythèmes sont ou bien de nature infectieuse et qu'ils sont dus au bacille d'Eberth et à ses toxines, ou bien d'origine médicamenteuse. Or, parmi les substances médicamenteuses, il en est peu d'employées dans la fièvre typhoïde qui soient capables de provoquer un érythème : la quinine, l'antipyrine, les antiseptiques intestinaux tels que le benzonaphtol sont les seuls médicaments accusés jusqu'ici. Cependant, notre attention a été mise en éveil par plusieurs observations d'intoxication se traduisant par un érythème, de la fièvre, et un ensemble de symptômes généraux certainement attribuables à l'action de l'acide borique administré en lavements.

Nous nous efforcerons dans ce modeste travail, de faire ressortir les caractères de l'érythème dû à l'intoxication boriquée, nous demandant si, parmi les érythèmes observés jusqu'à ce jour, il n'en est pas qui puissent être attribués uniquement à cet agent d'antisepsie intestinale.

Mais auparavant, qu'il nous soit permis d'adresser à nos maîtres des hôpitaux nos sincères remerciements pour la bienveillance dont ils ont toujours fait preuve à notre égard.

Merci tout d'abord à M. le docteur Bertheux qui nous a toujours guidé au cours de nos études et a su, par ses encouragements et ses conseils, nous faire envisager avec confiance la carrière que nous allons embrasser.

M. le docteur Dayot nous permettra de lui exprimer combien son enseignement précis, clair et pratique contribuera à nous faire garder le souvenir d'un maitre aussi distingué.

Nous tenons à témoigner à M. le docteur Perret notre profonde gratitude des leçons de clinique obstétricale qu'il nous a données pendant deux ans dans sa Maternité.

M. Le Damany a eu l'extrême obligeance de nous fournir de nombreux documents et une observation pour la constitution de ce travail. Qu'il veuille bien recevoir l'expression de notre sincère reconnaissance.

M. Perrin de la Touche, directeur de l'École de médecine de Rennes, a fait preuve à notre égard de la plus grande obligeance, qu'il nous permette de lui exprimer notre gratitude

Merci à MM. Jambon et Collet, internes à l'Hôtel-Dieu de Rennes, de nous avoir communiqué plusieurs observations.

Enfin nous ne saurions trop remercier M. le professeur Gilbert de l'honneur qu'il nous fait en voulant bien accepter la présidence de notre thèse.

DIVISION DU SUJET

Nos observations ayant trait à des cas d'erythèmes attribués à l'intoxication par les lavements boriqués dans la fièvre typhoïde, il nous semble intéressant de rechercher tout d'abord quelle peut être en général l'action toxique de l'acide borique.

Nous commencerons donc par étudier les emplois médicaux de l'acide borique, son absorption, son élimination et les formes cliniques de l'intoxication.

Dans un second chapitre, nous rappellerons brièvement ce que sont les grands lavements dans la fièvre typhoïde, leur but, leur mode d'administration, autrement dit la technique suivant laquelle se sont accomplies les intoxications chez nos malades.

Puis viendra, dans un troisième chapitre, l'étude des érythèmes dans la fièvre typhoïde, que nous ferons suivre des accidents de borisme aigu par lavements d'eau boriquée dans cette maladie.

Enfin les deux derniers chapitres seront réservés aux conclusions et aux observations.

CHAPITRE PREMIER

Intoxications par l'acide borique.

USAGE INTERNE, USAGE EXTERNE, ABSORPTION DE L'ACIDE BORIQUE. ÉLIMINATION DE L'ACIDE BORIQUE. FORMES CLINIQUES DE L'INTOXICATION.

Parmi tous les antiseptiques employés jusqu'à ce jour, l'acide borique est certainement celui dont l'usage a toujours inspiré le moins de craintes aux praticiens. Il est d'une pratique courante dans la chirurgie oculaire, et son usage est très répandu dans le public qui en use à tout propos.

L'acide borique est employé sous deux formes, l'acide borique en paillettes d'aspect nacré, et l'acide borique cristallisé. Le premier est beaucoup moins pur que le second, il est obtenu par précipitation dans une solution albumineuse de borate de soude. Aussi, lorsque ces paillettes sont dissoutes dans l'eau pure, la solution obtenue est toujours plus ou moins trouble. L'acide borique cristallisé, au contraire, peut être considéré comme à peu près pur. C'est celui-là que l'on emploie lorsqu'on veut avoir un produit aussi peu dangereux que possible.

Quels sont maintenant les usages de l'acide borique ? A l'intérieur, il a été administré par Féré, à la dose de 4 à 6 gr. par jour dans les névroses : chorée, épilepsie, sans grand succès d'ailleurs, car il est abandonné aujourd'hui.

Mais il est beaucoup employé à l'extérieur, le plus souvent en solution à 4 °/₀ dans tous les cas où l'on a besoin d'un antiseptique faible et considéré comme inoffensif, ou bien sur des individus présentant une sensibilité spéciale aux autres agents antiseptiques.

L'acide borique ne possède pas un pouvoir antiseptique au sens propre du mot : les expériences de Schueltzer nous montrent que si à 1/2 °/₀ les solutions d'acide borique empêchent le développement des microbes du pus, sa solution concentrée, c'est-à-dire à 4 °/₀, est incapable d'arrêter la putréfaction ni aucune fermentation commencée.

Voyons maintenant quel est le mécanisme de l'absorption et de l'élimination de l'acide borique.

Administré à l'intérieur, il est très rapidement absorbé par la muqueuse digestive et par les séreuses (Arnozan). C'est là un fait sur lequel nous aurons à revenir. Arrivé dans le système circulatoire, il se transforme au contact du sang en borate de soude, et s'élimine lentement par l'urine, la salive (Vigier) et les expectorations bronchiques. Il s'élimine aussi par la peau, et en particulier par les glandes sébacées. « Le passage à travers les cellules de ces glandes modifie et atténue considérablement la production de la matière sébacée » (Arnozan).

Kister a fait des expériences qui ont montré la lenteur

de l'élimination de l'acide borique par les urines : il administre 1 gramme par jour d'acide borique à des sujets sains et normaux. Au bout de deux heures, le médicament put être décelé dans l'urine, et l'élimination ne fut complète que le huitième jour. En administrant 0 gr. 50 d'acide borique, il constata une excrétion urinaire immédiate. qui persista jusqu'au cinquième jour.

Nous voyons ainsi que si l'absorption de l'acide borique par les muqueuses et les séreuses est très rapide, son élimination par les urines et les divers émonctoires est très lente. Il en est donc de l'acide borique comme de certains corps tels que le mercure. la digitale et beaucoup d'autres médicaments qui s'accumulent dans l'organisme et finissent par produire au bout d'un certain temps une intoxication plus ou moins grave qui se manifestera de diverses façons suivant la nature de l'agent toxique. et suivant la prédisposition naturelle de chaque individu. Nous avons donc à rechercher quelle est la toxicité de l'acide borique.

Les travaux qui ont été faits jusqu'à présent sur ce sujet ne concordent pas sur tous les points, et cependant il en résulte que l'acide borique peut présenter des inconvénients et produire des accidents d'une certaine gravité et même des accidents mortels.

Cyon, en 1878, a fait des expériences qui lui ont permis de constater que le borax ajouté à la viande peut être absorbé à la dose de 12 grammes par jour sans amener le moindre trouble dans la nutrition générale.

En 1880, Gruber renouvelle ces expériences. mais ses

conclusions diffèrent au point de vue physiologique ; il introduisit du borax dans la nourriture des chiens, et constata que la désassimilation des matières albuminoïdes était peu considérable ; cet auteur attribue ce résultat à la plus grande excrétion d'eau occasionnée par l'élimination de ce sel. Le borax s'éliminerait rapidement et semblerait n'avoir aucune autre influence fâcheuse sur l'organisme.

Capelli a pu en administrer 4 gr. pendant 23 jours et 2 gr. pendant 45 jours sans dérangement de la santé des malades.

Jusqu'ici, acide borique et borax n'auraient pas une action nocive sensible, mais nous allons voir qu'il n'en est pas toujours ainsi.

Rosenthal a étudié l'action de l'acide borique dans la médication interne ; il a observé qu'à la dose de 1 gr. à 1 gr. 50 il détermine l'acidité de l'urine préalablement neutre ; à la dose de 4 à 6 gr., il augmente la diurèse ; enfin à la dose de 12 à 15 gr., il occasionne de la gastralgie, de l'inappétence et des vomissements.

Gaucher, en 1888, fit prendre 0,50 centigr. par jour d'acide borique à deux cobayes : l'un d'eux mourut au bout de onze jours, l'autre au bout de quatorze jours. Pour cet auteur, la toxicité est d'au moins 1 gr. par kilogramme d'animal.

Rosenthal, Welch, Folsom, Lemoine, Féré rapportent des accidents attribués à l'usage de l'acide borique en lavages ou en pansements. Tantôt on n'observe que de simples éruptions cutanées ressemblant à l'eczéma séborrhéique cerclé d'une bordure rouge squameuse avec alopécie généralisée (Féré, Folsom, Gowers), disparaissant à la suspension du traitement ; tantôt on voit des accidents accompagnés de troubles digestifs, vomissements, troubles cérébraux, céphalalgie, insomnie, hallucinations de la vue (Lemoine).

Welch, traitant un écoulement vaginal par des injections boriquées, a vu les mains et les pieds de la malade « ressembler à des membres trempés dans une solution alcaline caustique ».

Molodenkoff a observé deux empoisonnements suivis de mort causés par l'acide borique : 1° une femme de 25 ans, après thoracentèse, est traitée par un lavage de la cavité pleurale avec une solution à 5 0/0. Elle est prise de vomissements, collapsus, faiblesse du pouls ; le lendemain elle présente un érythème de la face et du dos et meurt le deuxième jour dans le coma. 2° Un enfant de 16 ans, présentant un abcès par congestion d'un mal de Pott, on lui fait un lavage avec une solution boriquée ; une demi-heure après, il est pris de vomissements, présente de l'affaiblissement du pouls, est couvert d'un érythème le lendemain, et meurt le troisième jour.

Mme Sophie Grumplet, traitant une femme atteinte d'entérite chronique, lui faisait prendre deux lavements boriqués de 500 gr. additionnés d'une cuillerée à café d'acide borique. Au bout de quatre lavements, elle constata une sécheresse notable de la peau, avec céphalalgie et nausées. Les accidents apparurent au quatrième lavement et se dissipèrent avec la cessation du médicament.

Biswanger a constaté la présence de l'acide borique

dans le sang, la bile, la salive, et a remarqué que par son élimination, par la peau, il détermine une éruption impétigineuse, d'accord en cela avec Gubler.

Nussbaum rapporte qu'on a vu des exemples d'empoisonnement mortel avec symptômes analogues à ceux de l'intoxication phéniquée (érythème de la face, hoquet, vomissements, sueurs froides), après injection de plusieurs litres d'une solution à 5 0/0 dans les plaies cavitaires. Il attribue aussi à l'usage du lint boriqué des éruptions cutanées généralisées, analogues à l'eczéma et à l'urticaire.

Arnozan, dans son *Précis de thérapeutique*, résume admirablement les inconvénients de l'acide borique : « Absorbés à doses trop fortes, acide borique et borax « déterminent des accidents toxiques : eczéma sec à « forme séborrhéique, développé par plaques autour des « glandes sébacées à sécrétion tarie, érythèmes, chute « et fragilité des poils, striation des ongles, liséré gin- « gival et, à un degré plus avancé, inappétence, dys- « pepsie, pâleur, bouffissure, albuminurie, phénomènes « qui persistent jusqu'à 50 jours après la cessation du « remède... Chez l'homme, la tolérance est beaucoup « moindre de 1 gr. par kilogramme ; les lavages les plus « abondants sont généralement inoffensifs, et les mêmes « lavages ont provoqué parfois des accidents mortels... « Donnés à l'intérieur à doses quotidiennes longtemps « renouvelées, ces remèdes présentent certains dangers, « et on doit en interrompre fréquemment l'administra- « tion. L'état des sujets traités a aussi une influence, « et j'ai souvent vu les lavements boriqués chez les

« typhiques donner lieu à des troubles de la sécrétion
« urinaire. »

On voit donc, d'après toutes ces données, que la toxicité de l'acide borique est loin d'être négligeable, et que
les formes d'empoisonnement sont aussi nombreuses que
variées. L'intoxication peut être légère, et on ne pense
même pas à en attribuer les symptômes à l'acide borique ;
dans d'autres cas au contraire, elle est grave et même
mortelle. Tantôt ce sont des troubles de l'appareil digestif :
gastralgie, inappétence, vomissements ; tantôt des
troubles du système nerveux : céphalalgie, insomnies,
hallucination de la vue ; le système circulatoire est aussi
touché, et les malades peuvent présenter de la faiblesse
du pouls, du collapsus ; enfin on constate très souvent
des troubles du côté de la peau : sueurs froides, démangeaisons, et surtout érythèmes présentant les aspects les
plus variés et pouvant occuper toutes les parties du
corps.

Ajoutons à cela que l'organisme se comporte vis-à-vis
de l'acide borique comme vis-à-vis des autres médicaments : les uns le supportent à haute dose avec la plus
grande facilité, tandis que les autres en sont incommodés
dès le début, ou bien présenteront assez tard des phénomènes d'intoxication à cause de l'accumulation du médicament et de la lenteur de son élimination.

CHAPITRE II

Les grands lavements froids dans la fièvre typhoïde

Suivant les idées de Bouchard, l'antisepsie du tube intestinal est rationnelle dans toutes les maladies infectieuses générales. Elle l'est également dans toutes les maladies ulcéreuses des voies digestives.

Pour cette double raison, elle est encore couramment employée dans la dothiénentérie par ingestion buccale. Mais ce mode d'administration des antiseptiques n'est pas sans présenter certains inconvénients, aussi a-t-on complété l'action des antiseptiques intestinaux absorbés par la bouche par celle des lavements antiseptiques. Parmi tous les antiseptiques solubles, la plupart ont été éliminés comme toxiques et irritants. Seul l'acide borique paraissait apte à remplir ce rôle d'antiseptique et d'évacuateur sans danger.

Ajoutons à cela que les grands lavements froids bori-

qués dans la dothiénentérie n'agissaient pas seulement
au point de vue antiseptique : Lasègue considère le lavement comme agent thérapeutique admirable : « Il agit
par sa qualité, sa quantité, sa température, la force de
propulsion et la durée de son séjour dans le rectum : il
est la médication topique par excellence de l'intestin. »

Les grands lavements froids administrés matin et soir
provoquent l'évacuation du gros intestin et peuvent être
considérés à ce titre comme des agents d'antisepsie intestinale (Chantemesse).

De plus il importe que dans la fièvre typhoïde une
grande quantité de liquide passe à travers l'intestin, car
dans les maladies infectieuses l'organisme est encombré
de matériaux nuisibles, de toxines sécrétées par les microbes localisés d'abord à l'intestin, et il faut en favoriser
l'élimination en stimulant l'action de l'émonctoire rénal
à l'aide de boissons abondantes ; il en sera de même des
lavements qui, par leur séjour dans l'intestin, fournissent
à l'économie une certaine quantité de liquide et augmen-
teront d'autant la tension sanguine, favorisant la diurèse. Chacun sait, du reste, que l'oligurie est toujours un
mauvais signe tandis que la polyurie au cours d'une maladie infectieuse donnera au pronostic une allure plus favorable.

Enfin le grand lavement froid dans la dothiénentérie
est considéré comme un antithermique puissant. Il semble qu'il ait le même mode d'action que le bain froid,
mais à un degré moindre. Aussi voit-on souvent ces deux
médications associées, et si pour une raison quelconque

le bain froid ne peut être employé, le grand lavement froid sera utilisé avec fruit.

Un lavement froid administré au cours d'une fièvre typhoïde est d'environ 500 gr. et souvent davantage. La quantité d'acide borique qu'il contient peut être de 15 à 20 grammes.

L'excitation de l'intestin est très vive à cause de la température et du volume du lavement ; aussi l'évacuation du contenu intestinal se fait très rapidement pour les matières et pour l'eau boriquée. L'action semblait donc devoir être purement locale et l'absorption médicamenteuse minime ou nulle.

L'expérience quotidienne semblait confirmer cette opinion, car nombreux sont les médecins qui administrent des lavements d'eau boriquée dans la fièvre typhoïde et n'ont pas constaté d'accidents, et cependant, d'après les faits que nous avons exposés au chapitre premier, nous savons que l'acide borique ne peut être considéré comme inoffensif.

Peut-être faut-il aussi tenir compte d'abord de l'état dans lequel se trouve l'intestin dans la fièvre typhoïde, favorisant davantage l'osmose à travers la paroi, puis attribuer à la fièvre un rôle favorable à l'absorption en plus grande quantité du médicament. En effet, l'état pyrétique est notablement plus favorable à l'absorption des médicaments que l'état apyrétique. « L'état typhoïde favorise cette absorption moins que les autres états phlegmasiques ; cependant elle y est, dans le tube digestif, plus énergique qu'on ne l'avait supposé jusqu'ici puisqu'elle n'est que de 1/10 inférieure à celle qui se pro-

duit dans l'état pyrétique en général. » (*Dictionnaire
Dechambre.*)

Dans tous les cas, il est une condition dont il faut
tenir grand compte : c'est la résistance moindre que
présente l'organisme à tous les agents nuisibles d'origine
extérieure ou d'origine intérieure, et l'on comprendra
facilement qu'au cours d'une fièvre typhoïde, l'individu
atteint subira avec plus de facilité l'action d'un toxique,
de quelque façon qu'il soit absorbé.

CHAPITRE III

Les érythèmes de la fièvre typhoïde.

Y EN A-T-IL PARMI LES CAS PUBLIÉS JUSQU'A CE JOUR QUI PUISSENT ÊTRE ATTRIBUÉS A L'INTOXICATION BO- RIQUÉE ?

Les érythèmes survenant au cours de la fièvre ty- phoïde ont été l'objet de nombreux travaux et sont maintenant bien connus après les travaux de Lovy (1890), la thèse de Calton (1893), la leçon et le mémoire publiés par Galliard, la thèse de Gillet (1896), la thèse de Pons (1898), la thèse d'Angeli (1900), la thèse d'Aron (1900) et l'important travail de Remlinger sur les exanthèmes rubéoliformes et scarlatiniformes de la fièvre typhoïde, il ne reste plus grand'chose à glaner sur ce sujet.

Les uns ont recherché la pathogénie de ces érythèmes, d'autres leur épidémicité ; tantôt les auteurs en font une manifestation propre à la fièvre typhoïde (Rispal), tantôt ils les considèrent comme un accident intercurrent sans trop savoir au juste à quelle cause les attribuer.

Certains de ces érythèmes surviennent au cours de la

fièvre typhoïde, et sont subdivisés par Pons en érythèmes précoces et érythèmes tardifs ; d'autres ne font leur
apparition qu'au déclin de la maladie et même pendant
la convalescence.

Aron, dans sa thèse sur l'exanthème scarlatiniforme
dans la fièvre typhoïde, nous présente une étude très
complète de ce genre d'éruption, il note avec soin les
caractères physiques de l'exanthème, la température, le
pouls, et les phénomènes généraux qui accompagnent
l'érythème scarlatiniforme.

Du reste, tous les auteurs ayant traité ce sujet ont eu
soin de faire un diagnostic aussi précis que possible avec
les éruptions médicamenteuses, considérant comme médicaments susceptibles de provoquer une éruption : la
quinine, l'antipyrine, le benzonaphtol, le mercure, le
chloral, la belladone, les bromures et les iodures ; mais
aucun d'eux n'a songé à parler des accidents qui pour-
raient avoir été produits par l'acide borique, peut-être
parce qu'il n'avait pas été employé dans leur traitement
ou parce que leur attention n'avait pas été attirée sur ce
point.

Et cependant il semble bien, d'après les observations
que nous publions à la suite de ce travail, qu'il n'y a
que les lavements boriqués qui puissent être accusés des
accidents qu'il nous a été donné d'observer, attendu que
tous les médicaments ci-dessus ont été supprimés dès
l'apparition de l'exanthème, et que celui-ci n'a disparu
qu'avec la cessation de l'administration de l'acide borique.

Aussi nous sommes-nous demandé si, parmi les nombreux cas d'érythèmes typiques publiés jusqu'à ce jour, il ne pourrait y en avoir qui soient attribuables à l'effet du médicament qui nous occupe.

Malheureusement nous n'avons pu relever que deux observations d'érythème (thèse d'Angeli, 1900) dans lesquelles on signale le traitement par les lavements froids boriqués. Dans toutes les autres, il n'est pas fait mention de l'acide borique dans le traitement, et souvent même le traitement employé n'est pas indiqué. C'est là une lacune d'autant plus regrettable qu'il eût été intéressant de voir certaines éruptions coïncider avec l'emploi de ce traitement.

Dans les observations ci-dessus, que nous reproduisons à la fin de ce travail, il serait difficile de mettre sur le compte de l'acide borique l'apparition des érythèmes signalés. Nous verrons en effet par la suite que le véritable diagnostic de l'érythème boriqué ne peut être fait que par la suppression même du médicament, et non par la marche clinique de la maladie.

CHAPITRE IV

Accidents de borisme aigu par lavements
d'eau boriquée dans la fièvre typhoïde.

CAS BÉNINS. CAS GRAVES. CAS MORTELS

Nous allons essayer dans ce chapitre de résumer les caractères des érythèmes observés, en rapprochant les caractères communs sans arriver cependant à faire de l'exanthème boriqué un accident parfaitement défini et parfaitement reconnaissable.

Remarquons tout d'abord que la date d'apparition de l'érythème varie entre le quinzième et le trentième jour de la maladie, c'est-à-dire entre dix et vingt jours après l'administration des lavements boriqués. Dans tous les cas, la température monte d'une quantité toujours très appréciable, soit qu'elle fût déjà élevée, soit qu'elle fût descendue depuis quelques jours aux environs de 37° et le malade considéré comme entrant en convalescence.

Quant à la forme de l'éruption, il est rare qu'elle soit bien définie. Elle varie avec l'importance des lésions et présente des caractères différents suivant la gravité avec laquelle le malade est atteint.

Dans les cas bénins, et ce sont les plus nombreux, on observe des érythèmes fugaces, plaques de dimensions variables disparaissant au bout de peu de temps grâce à la suppression des lavements boriqués ou au peu de sensibilité du malade.

Dans les cas graves, l'intoxication a été plus profonde, parce que l'administration d'eau boriquée en lavements a été maintenue plus longtemps. Les deux malades qui font l'objet de nos observations IV et V présentèrent des éruptions dont l'évolution et les caractères sont les suivants :

L'éruption débute tantôt par des plaques érythémateuses de dimension et de siège variables (sacrum et nuque dans l'observation IV), souvent prurigineuses ; tantôt par des éléments se réduisant à de simples petits points et formant ensuite par leur réunion des nappes de dimensions plus considérables qui peuvent elles-mêmes se réunir et présenter un aspect uniforme embrassant toute une région du corps : thorax, abdomen.

Ces placards d'érythème présentent ce caractère spécial d'être le plus souvent prurigineux, ce qui fait qu'aux lésions préexistantes viennent s'ajouter des lésions de grattage ; nous constatons en outre que les éléments éruptifs font saillie au-dessus des éléments normaux.

L'éruption ne semble pas avoir de prédisposition pour une région particulière ; nous la voyons débuter par les fesses et la nuque, puis recouvrir tout le corps ou bien ce sont le visage et les membres inférieurs qui sont atteints les premiers, l'éruption se généralisant ensuite pour embrasser le thorax, l'abdomen et le dos.

Au bout d'un certain temps, l'éruption prend une teinte plus foncée, une couleur violacée et ecchymotique ; la plante des pieds de notre petit malade (obs. IV) formait une nappe violacée présentant un semis de points plus foncés ; les espaces interdigitaux avaient aussi cette même teinte qui se prolongeait jusqu'à la partie inférieure des doigts. En appuyant fortement sur les parties atteintes. la coloration subsistait. ce qui permettait de croire à l'existence d'une extravasation sanguine.

Huit jours après, nous vîmes apparaître du gonflement de la plante du pied qui, tout en conservant sa couleur vineuse, devint saillante et arrondie. Elle était en outre très douloureuse.

Ce gonflement persista pendant un certain temps, accompagnant une poussée nouvelle d'érythème sur l'abdomen et le thorax. Il ne disparut qu'au moment où l'on cessa l'administration des lavements boriqués.

Dans le cas d'intoxication boriquée mortelle qu'il nous a été donné d'observer, l'éruption commença comme un érythème polymorphe. La malade entrait en convalescence. la dothiénentérie semblait guérie lorsque. avec une réapparition de la fièvre, apparurent sur les membres inférieurs des taches rouges, bientôt saillantes. indurées. violacées, ressemblant à de l'érythème polymorphe de variété papuleuse.

Les dimensions de quelques éléments éruptifs étaient assez considérables pour permettre de les considérer comme appartenant au type noueux de l'érythème.

Peu à peu ces éléments éruptifs augmentèrent dans leur nombre et dans leurs dimensions, et le résultat fut la confluence des lésions et la formation de grandes nappes qui bientôt recouvrirent toute la surface du corps. L'irrégularité de coloration de l'érythème ne permettait cependant pas de le rattacher au type scarlatiniforme, car par places, la peau était restée saine, par places l'érythème était la seule lésion ; en d'autres enfin, il y avait épaississement du derme avec ou sans teinte ecchymotique.

Plus tard, la coloration s'uniformisa, la desquamation commença, d'abord fine et peu abondante, puis par larges écailles. En même temps, des craquelures de la peau, surtout au visage, livraient passage à de la sérosité qui, se desséchant, formait des croûtes. Les démangeaisons vives poussaient la malade à se gratter, et ces grattages aggravaient encore la lésion. Quand survint la mort, l'apparence de l'éruption était celle de la dermatite exfoliatrice la plus classique. La malade recevait toujours deux lavements de 1/4 à 1/2 litre d'eau boriquée à 3 0/0 ; l'intoxication avait été complètement méconnue, et nous ne fûmes éclairés que par les intoxications qui survinrent chez d'autres malades soumis au même traitement.

La marche clinique des éruptions dont nous nous occupons ici est donc bien différente suivant les cas, et il serait difficile d'en donner un tableau d'ensemble. Presque toujours polymorphe, l'éruption se présente sous forme de papules, de larges plaques irrégulières ou de vastes nappes diffuses recouvrant tout le corps sans ménager la face, faisant saillie au-dessus des éléments sains ou ne s'en distinguant que par la différence de coloration.

Un fait constant dans toutes nos observations est l'élévation de température qui accompagne chaque poussée nouvelle, coïncidant exactement avec elle ou la précédant de quelques jours.

La desquamation ne présente pas de caractère particulier, elle se fait par petites écailles furfuracées sur le dos, le ventre, le thorax, tandis qu'elle se présente sous forme de larges plaques aux mains, aux pieds et surtout aux doigts.

L'étude clinique que nous venons de faire des érythèmes boriqués nous permet-elle d'en faire le diagnostic ? Nous devons ici répondre par la négative, étant donné l'extrême variété de formes et d'allures que présente l'intoxication boriquée. Nous avons vu au chapitre premier quelles pouvaient être les différentes manifestations produites par l'acide borique sur le système digestif, le système nerveux, les organes des sens et la peau ; elles varient avec chaque individu et avec la façon dont il réagit vis-à-vis du médicament.

« Il en est du reste ainsi de tous les érythèmes médica-
« menteux, le malade fait lui-même son éruption, et le
« remède n'est souvent que la cause provocatrice d'une
« éruption cutanée qui prend telle ou telle forme sui-
« vant les prédispositions individuelles du malade. On
« peut voir le même malade présenter la même éruption
« bulleuse ou scarlatiniforme après l'ingestion de diffé-
« rents médicaments. » (Arnozan.)

Le meilleur moyen de diagnostic sera en somme la suppression du médicament. Si l'on voit coïncider avec la cessation des lavements boriqués l'atténuation de l'érythème, on aura toutes raisons d'attribuer celui-ci à l'action de l'acide borique.

Quelle peut être la pathogénie de ces dermatoses?

L'action toxique de l'acide borique nous parait indiscutable, si nous nous reportons à l'étude que nous en avons faite au chapitre Ier. Ajoutons à cela que si l'acide borique est peu toxique à petites doses, il finit par s'accumuler dans l'organisme à cause de la lenteur avec laquelle il s'élimine par les urines, et cette considération a d'autant plus d'importance, que dans la fièvre typhoïde, il est rare que les reins ne soient pas plus ou moins atteints. D'un autre côté, l'acide borique s'élimine aussi par la peau et les glandes salivaires. Aussi peut-on supposer que, la fonction rénale étant insuffisante, la peau est en quelque sorte un organe de suppléance, et l'éruption ne serait que la manifestation de ce surcroit de travail. Nous relevons du reste dans notre observation I que la malade présenta au bout d'un certain temps des urines albumineuses et mourut dans le coma avec anurie complète.

Enfin le fait même de la maladie diminue beaucoup la résistance du malade et favorise d'autant l'apparition de tout accident intercurrent.

Toutes ces considérations ont une grande valeur pour expliquer la pathogénie de ces érythèmes, « mais les vraies « raisons semblent être d'une part la sensibilité excessive « de certains systèmes nerveux (on sait en effet la part de « plus en plus importante que l'on accorde à l'élément ner- « veux dans la pathogénie des dermatoses), d'autre part « l'état chimique de nos tissus et de nos humeurs, état va- « riable d'un sujet à l'autre, et qui permettra peut-être un

« jour d'établir, suivant l'heureuse expression du profes-
« seur Landouzy, le coefficient des toxicités personnelles. »
(Arnozan).

On pourrait se demander si c'est à l'acide borique
seul que l'on doit imputer les accidents dont nous nous
occupons ici. La réponse nous semble affirmative, étant
donné la concordance des poussées érythémateuses avec
l'administration des lavements boriqués et l'atténuation
de l'éruption sitôt qu'on a cessé l'usage du médicament.

Le malade qui fait l'objet de notre observation V a
présenté sa première éruption le 3 avril, trente et
unième jour de la maladie. Le 4 avril, les lavements
boriqués ont été remplacés par des lavements d'eau
bouillie, et l'érythème a diminué aussitôt. Les lavements boriqués furent repris le 5 au soir et le 6 au
matin ; immédiatement on constata une nouvelle poussée éruptive sur le nez et les lèvres, et une augmenta-
tion de l'érythème là où il existait déjà. On n'adminis-
tra plus de lavements boriqués jusqu'au 10 avril et l'érythème diminua rapidement, spécialement les derniers
éléments apparus. Le 10, trois lavements boriqués ; le
11, fièvre violente, gonflement de la plante des pieds, et
le 12, nouvelle poussée érythémateuse. On cesse les
lavements, et l'érythème diminue vingt-quatre heures
après.

Donc, par trois fois successives, les lavements boriqués ont été supprimés, puis administrés de nouveau, et
il y a toujours eu atténuation, puis réapparition de
l'érythème avec élévation de température. Il semble donc

bien probable qu'on doive attribuer à l'acide borique la cause des éruptions observées.

Il nous reste maintenant à savoir quelle peut être la gravité des accidents dus aux lavements boriqués. Ils seraient toujours bénins si leur nature était rapidement diagnostiquée, et l'acide borique supprimé dès leur apparition première ; mais il n'en a pas toujours été ainsi car, étant donné qu'il existe des érythèmes infectieux au cours de la fièvre typhoïde, le praticien est disposé à attribuer au bacille d'Eberth l'éruption dont il vient de s'apercevoir. D'autre part, il songera aux érythèmes médicamenteux et supprimera du traitement tous les médicaments pouvant causer un érythème, mais son attention ne sera pas attirée sur l'acide borique, et il continuera à l'administrer en lavements.

Ce n'est qu'au bout d'un certain temps, trop tard peutêtre, qu'il pensera à accuser les lavements boriqués et qu'il s'apercevra qu'avec leur suppression coïncide l'atténuation puis la disparition de l'érythème (observ. IV et V).

Le plus souvent, l'acide borique amènera des accidents sans conséquence, et cela est prouvé par les cas innombrables de fièvres typhoïdes traitées par cette médication, où l'issue de la maladie n'a pas été fatale.

Mais quelquefois, par suite d'une sensibilité spéciale, ainsi que nous l'exposions dans le chapitre précédent, les accidents prennent une certaine gravité, et peuvent être un sérieux sujet de crainte pour la vie du malade venant s'ajouter au fait même de la maladie (obs. I, IV, V).

Enfin, et ces cas sont très rares, nous l'espérons, il semble possible, maintenant que notre attention a été attirée sur ce fait, de supposer que la terminaison fatale de la fièvre typhoïde doive en partie être attribuée à l'administration des lavements boriqués jusqu'au dernier jour (obs. I et III).

En présence de ces divers accidents, il nous semble que l'acide borique doit être employé avec prudence : on le supprimera de la thérapeutique dès l'apparition d'un érythème, quelque léger qu'il soit ; peut-être cet érythème continuera-t-il à se manifester, mais alors il rentrera dans le cadre des érythèmes connus jusqu'à ce jour.

Ne vaudrait-il pas mieux supprimer complétement l'usage de l'acide borique en lavements dans la fièvre typhoïde, et administrer simplement de grands lavements d'eau bouillie ? Il appartiendra au praticien de juger de l'opportunité de cette assertion, mais il devra toujours songer à l'acide borique comme agent pouvant causer un érythème au cours de la maladie.

CONCLUSIONS

1° Les intoxications par l'acide borique sont nombreuses, et ce médicament ne peut être considéré comme inoffensif.

2° Dans la fièvre typhoïde, l'administration de l'acide borique en lavements peut donner lieu à divers accidents, en particulier à des érythèmes polymorphes.

3° Ces accidents sont en général bénins si leur nature est reconnue et la cause supprimée ; mais ils peuvent être graves, peut-être même mortels si le rôle de l'acide borique est méconnu et son usage continué.

4° L'acide borique comme antiseptique dans les grands lavements froids au cours de la fièvre typhoïde, doit être employé avec prudence ; peut-être vaut-il mieux le supprimer complètement et administrer seulement des lavements d'eau bouillie.

OBSERVATIONS

Observation I (personnelle)

La nommée G..., cuisinière, entre le 9 mai 1900 à l'Hôtel-Dieu de Rennes. Elle relève de grossesse et a dû sevrer son enfant à cause de son état général. L'accouchement date de deux mois et demi.

La marche de la fièvre a été rapide. Entrée d'après ses renseignements au dixième jour de sa fièvre, elle présente dès son arrivée une adynamie très marquée. Le soir de son arrivée, elle répond encore aux questions posées, mais le lendemain le délire apparait, prostration extrème, ventre ballonné, température élevée, pouls variant entre 120 et 140.

Dès le troisième jour, la malade fait une éruption très polymorphe, scarlatiniforme par places (jambes et cuisses), urticarienne ailleurs (ventre). D'autre part, elle est couverte de Sudamina rubra.

Enfin le 14 mai, le matin du décès, nous notons une plaque hémorragique du sacrum qui semble devoir être le point de départ d'une future escharre.

La malade meurt le même jour dans l'adynamie absolue : langue sèche, rôtie, narines fuligineuses, diarrhée jaune abondante qui n'a pas cessé depuis son entrée.

Nous avons dû la sonder les deux premiers jours, la rétention d'urine étant complète. Urines très albumineuses. Le troisième jour plus d'urine, la malade est morte totalement anurique.

Traitement : Le traitement a consisté en bains à 28° refroidis à 26. Trois lavements froids boriqués par jour.

Observation II (personnelle)

La nommée P..., 22 ans. profession de domestique, entre le 18 décembre 1901, à l'Hôtel-Dieu de Rennes.

Vers le 8 décembre, la malade ressentit de la lassitude, des douleurs dans les jambes, surtout dans les reins. La nuit, elle avait de l'insomnie, et dans la journée elle éprouvait des frissons. Le soir elle avait beaucoup de fièvre. Sans répit elle avait de violents maux de tête et des bourdonnements d'oreille.

Sur l'avis d'un médecin, elle entre à l'Hôtel-Dieu.

A son entrée, la malade est abattue, c'est avec beaucoup de peine qu'on peut lui faire dire quelques mots. Couchée dans le décubitus dorsal, elle regarde fixement devant elle. Sa bouche est entr'ouverte, ses narines agitées.

Appareil circulatoire. — Le pouls est à 120, petit, peu frappé

L'auscultation ne donne rien de particulier. Température 40°2.

App. respiratoire. — La malade tousse un peu, et de la poitrine on entend à l'auscultation quelques râles de bronchite.

App. digestif. — La langue est pâteuse, chargée de mucosités. Sur les bords elle est rose. La diarrhée est abondante, liquide, très fréquente, et dans la fosse iliaque droite on entend des gargouillements. Rate peu volumineuse.

App. génito-urinaire. — Les urines ne sont pas très abondantes, mais colorées, sans albumine.

App. locomoteur. — Amaigrissement très grand.

Syst. nerveux. — Insomnie la nuit, mais le jour la malade est très abattue, somnolente.

Organes des sens. — Bourdonnements d'oreilles très intenses.

Sur l'abdomen, et la région lombaire, on remarque de nombreuses taches s'effaçant sous le doigt pour reparaître aussitôt après. Ce sont des taches rosées lenticulaires.

Séro-diagnostic positif le 20 décembre.

La malade fut mise à la diète lactée, au bouillon et au vin, trois lavements boriqués par jour.

La température reste élevée le soir avec rémission matinale jusqu'au sixième jour où un abaissement assez marqué se fit sentir. Le douzième jour, elle descendait au-dessous de 37°.

Toutefois, les symptômes diminuaient très peu d'intensité, la malade etait toujours abattue, la diarrhée fréquente, le pouls oscillant entre 100 et 110.

Le 3 janvier, la température monta brusquement à 39°. Le soir et le lendemain matin, la malade avait sur la figure une éruption de plaques rosées ; le soir, elle avait 39°3, et le lendemain l'éruption couvrait tout le corps.

Elle dura environ quatre jours pendant lesquels la température se maintint entre 38° et 39°. On remplaça les lavements boriqués par les lavements d'eau bouillie.

Le cinquième jour, l'éruption avait complètement disparu, et la malade commençait à desquamer. On commença à l'alimenter au bout de huit jours. La convalescence fut normale, et la malade sortit guérie le 20 février.

Observation III

La nommée M..., domestique, 23 ans, entre à l'Hôtel-Dieu de Rennes le 10 juillet 1901.

Depuis le 2 juillet, cette malade se plaint de maux de tête, de courbature généralisée, d'inappétence, d'insomnie et de diarrhée continuelle. Elle a des épistaxis répétées et de la douleur à la fosse iliaque droite.

A son entrée dans le service, nous constatons les symptômes
suivants : maux de tête, insomnie, ballonnement du ventre qui
est douloureux à la pression, gargouillement dans la fosse iliaque droite ; sur l'abdomen, quelques taches rosées. La langue
est sale, blanche au centre, rouge sur les bords et à la pointe.

La perte d'appétit est complète, la diarrhée abondante, les urines sont rouges, rares, ne contiennent pas d'albumine; la température atteint 39°6 le matin et 40°5 le soir. On fait le diagnostic de fièvre typhoïde, et on institue le traitement suivant:

Régime lacté, lavage de la bouche, bains froids, 2 lavements
froids boriqués par jour.

La fièvre évolue normalement, la température baisse pro-
gressivement, les rémissions matinales sont bien accentuées:
1° à 1°5.

Le 20 juillet, la température est à 37° et s'y maintient jusqu'au
23 au matin.

Mais le 23, quelques taches érythémateuses apparaissent sur
la face dorsale des mains et des pieds en même temps que sur
la face interne des cuisses: ces taches, de dimensions variables
et de formes irrégulières, sont d'abord isolées, deviennent bientôt
confluentes; au visage elles apparaissent d'abord sur les joues
et le front; elles ont dans ces diverses localisations un aspect
spécial: elles sont livides et légèrement surélevées. Partout
elles sont prurigineuses, et la malade se gratte: on est obligé
de lui attacher les mains.

La desquamation en ce moment est furfuracée mais à mesure
qu'une plaque érythémateuse disparaît, elle est remplacée par
d'autres, et bientôt l'éruption est généralisée. Le grattage
produit des excoriations en divers endroits sur le visage; par
ces excoriations suinte un liquide jaunâtre qui en se solidifiant
forme des croûtes.

La malade est alors défigurée, le derme est infiltré de
sérosité, ses traits sont effacés, le cou est énorme. Sur le corps,
après la généralisation de l'éruption, la desquamation se fait

par petites plaques qui sont immédiatement remplacées par d'autres.

Aux mains et aux pieds, la desquamation atteint des proportions énormes, les plaques sont de la grandeur d'une pièce de 5 francs, et bientôt toute la paume des mains desquame d'une seule plaque : il en est de même des doigts dont tout l'épiderme tombe en véritable doigt de gant.

Malgré les précautions prises, la malade se gratte et presque toute la surface du corps laisse couler une sérosité blanc jaunâtre.

Après l'apparition de l'éruption, la température atteint 39°5, elle oscille pendant 5 jours entre 39° et 40° puis reste à 39° Les rémissions matinales sont bonnes, mais ne descendent jamais au dessous de 38° L'état général est devenu très grave, la malade se plaint continuellement et boit avec peine ; le délire apparaît et la mort survient le 16 août.

Divers traitements ont été institués, entre autres les bains chauds. Tous les médicaments pouvant amener une éruption quelconque ont été supprimés (quinine, antipyrine, antiseptiques intestinaux) dès l'apparition de l'érythème.

Seuls les lavements boriqués ont été continués jusqu'à la fin.

Observation IV. (M. Le Damany)

Un jeune garçon de 14 ans. M. X..., d'une très bonne santé, est pris, au retour des bains de mer, d'une fièvre typhoïde accompagnée de symptômes graves dès le début, en particulier d'arythmie du cœur et de typhus profond.

Après une durée d'une quinzaine de jours, une plaque érythémateuse apparaît sur les fesses, à laquelle aucune importance n'est attachée tout d'abord, et qui est considérée comme ldue à l'incontinence d'urine. Bientôt une plaque analogue apparaît sur la nuque, que le malade gratte presque continuellement. Peu à peu, cet érythème grandit, et en quelques jours,

il envahit toute la surface du corps. Son apparence n'est ni scarlatiniforme, ni rubéoliforme ; il est formé de petits points isolés
ou bien confluents, de manière à former de larges plaques irrégulières ou même de vastes nappes diffuses ; il n'y a pas de
saillie des éléments éruptifs au-dessus des téguments normaux.

L'éruption prend en vieillissant une teinte violacée, ecchymotique, et en d'autres points brunâtre ; la température très
élevée, les troubles cardiaques persistants font porter un diagnostic des plus graves.

Les divers médicaments que prenait le jeune malade sont
passés en revue, et tous ceux qui étaient susceptibles de produire ces éruptions (quinine, antipyrine, antiseptiques intestinaux) ont été supprimés dès le début.

A ce moment, l'enfant n'a d'autre traitement que des bains
tièdes et des lavements boriqués froids. son alimentation est
exclusivement lactée ; néanmoins. l'éruption persiste. l'état général continue à s'aggraver.

Le diagnostic d'érythème infectieux paraît devoir s'imposer,
et c'est le diagnostic que font simultanément ou successive-
ment tous les médecins appelés à voir l'enfant.

Personne ne songe à l'intoxication par l'acide borique, et
pourtant c'est là le véritable diagnostic, car, l'attention étant
finalement attirée sur ce point après quinze jours environ de
durée de l'érythème, l'eau boriquée de ces lavements est remplacée par de l'eau bouillie.

En quelques jours, l'éruption s'atténue, puis disparaît complètement pour ne plus revenir.

Après la disparition de l'érythème, la maladie continua son
cours sans autre modification. Le malade, après deux longues
rechutes, finit par guérir. L'acide borique banni du traitement,
l'érythème ne reparut pas jusqu'à la guérison.

Observation V

(MM. Jambon et Collet.)

Le jeune L...., âgé de 13 ans, entre à l'Hôtel-Dieu de Rennes le 7 mars 1902.

Rien à signaler dans ses antécédents héréditaires ou personnels.

Dans les derniers jours du mois de février, le malade étant alors au collège de Quimper, se trouve fatigué.

Il perd son entrain habituel, son appétit diminue et disparaît. Il présente à plusieurs reprises des épistaxis peu abondantes. Le 4 mars, il se plaint de maux de tête persistants, surtout marqués à la région frontale. Il dort mal, d'un sommeil entrecoupé.

A ce moment il s'alite et présente de la constipation, mais il ne souffre nullement du ventre.

Pas de vomissements, les épistaxis se reproduisent du 4 au 7 mars. La température du soir ne dépasse pas 38º.

Le 7 mars, l'enfant est envoyé à Rennes « pour changer d'air ». Il arrive très fatigué de son voyage et est dirigé dès le soir sur l'Hôtel-Dieu. Sa température est de 40º.

8 mars. — Le petit malade est abattu, il répond à peine par monosyllabes aux questions qu'on lui pose. Température du matin : 39º,9. La céphalalgie persiste. Le malade a mal dormi, mais il explique son insomnie par les cris des enfants qui couchent près de lui. Les pupilles sont un peu dilatées ; on ne trouve rien du côté de l'appareil respiratoire.

Appareil digestif : le malade n'a pas d'appétit, sa bouche est mauvaise. Il n'a pas été à la selle depuis trois jours ; il ne vomit pas. La langue est saburrale, blanche au centre, rouge sur les bords ; elle est légèrement tremblante ; la gorge ne présente aucune rougeur. L'abdomen n'est pas ballonné ; il n'est douloureux ni spontanément ni à la pression. Pas de gargouillements dans la fosse iliaque droite. La rate n'est pas percutable, mais la pression à son niveau est douloureuse.

Appareil circulatoire.— Le pouls est un peu fréquent: 100 environ.

Les urines, assez claires, ne semblent pas diminuées de volume

Séro-diagnostic positif.

En présence de ces symptômes, le diagnostic porté est celui de fièvre typhoïde.

Régime: un litre de lait, un litre de bouillon. Une cuillerée d'huile de ricin est prescrite pour le lendemain matin.

9 mars.— Cette purgation amène deux ou trois évacuations ; la température est toujours élevée.

A partir du 10, deux lavements froids boriqués de 500 grammes chacun sont administrés: un le matin. l'autre le soir (40 grammes d'acide borique par jour). Le soir. 0 gr.25 de sulfate de quinine.

11 mars.— On note une belle éruption de taches rosées sur l'abdomen. la poitrine et la partie postérieure du tronc. Ces taches évoluent d'une façon classique et sont complètement disparues au bout de 8 jours.

12 mars.— La température du matin s'abaisse à 37°2. Le petit malade ne se plaint plus de la tête, mais il présente ce jour et les suivants un peu de diarrhée (4 à 5 selles par jour). Même traitement: boissons abondantes (lait, bouillon. limonade), deux lavements boriqués, 0 gr.25 de sulfate de quinine.

Du 12 au 19, la température du soir oscille entre 38°3 et 39°8. Cette période est caractérisée par une belle rémission matinale variant entre 1° et 1°5. Le malade s'alimente assez facilement. A partir du 15, il ne présente plus de diarrhée. Il repose toute la nuit et sommeille encore une partie de la journée, au point qu'il faut le réveiller pour lui donner à boire.

Le 20 mars et les jours suivants, la courbe fléchit pour arriver en 5 jours à la normale.

Le sulfate de quinine est supprimé du traitement le 21.

Du 25 au 30 mars, la convalescence semble s'affirmer franchement : la température est au-dessous de 37°; le petit malade n'est plus abattu et sent l'appétit renaître ; il est considérablement amaigri.

Le 31 mars la température remonte à 38º le soir ; le 1er avril elle atteint 39º, le malade est de nouveau prostré, on le trouve dans son lit couché en chien de fusil.

Le 3 aoril, à la visite du matin, on constate sur le visage et sur les membres inférieurs l'apparition de papules larges de 2 à 6 mm. Au visage, elles couvrent les joues, sont presque cohérentes et ont une coloration rouge foncé. Quelques-unes même sont recouvertes de petites vésiculettes incomplètement développées. Aux membres inférieurs, ces papules ont une coloration vineuse, sont isolées les unes des autres, et disséminées sur les jambes et les pieds (face plantaire et face dorsale).

Des éléments éruptifs semblables existent sur tout le reste du corps, tronc et membres supérieurs où ils sont plus petits et ont en général les dimensions et l'apparence de taches rosées, mais certains éléments atteignent jusqu'à 1 centimètre de diamètre. Aux coudes, aux fesses, les éléments éruptifs sont encore plus larges, et forment des nappes érythémateuses qui paraissent constituées par la confluence d'éléments plus petits. Ces nappes érythémateuses sont légèrement surélevés au-dessus des téguments voisins.

Ces éléments éruptifs sont légèrement prurigineux, et quelques-uns présentent à leur surface des lésions de grattage.

Le 3 au soir, la température atteint 40º2. Le malade est très abattu.

4 aoril. — L'éruption a considérablement augmenté d'abondance en conservant par ailleurs les mêmes caractères. Sur les membres inférieurs et aux pieds, elle a pris un aspect ecchymotique. La partie moyenne de la plante des pieds est recouverte d'une nappe violacée avec des points plus foncés. Sur les jambes, les éléments éruptifs ont aussi une coloration ecchymotique. Les espaces interdigitaux qui séparent les orteils présentent la même coloration qui s'étend même à leur face inférieure.

Le 4 au matin, suppression des lavements boriqués qui sont remplacés par des lavements d'eau bouillie.

Dans la journée, trois bains à 30°.

Le 5 arril. — Aux membres inférieurs, au tronc et aux membres supérieurs, l'éruption a un peu bruni, mais elle persiste avec les autres caractères indiqués ci-dessus

Au contraire, au visage, l'éruption a tellement pâli qu'elle n'est plus constituée que par des macules brunâtres assez analogues aux marbrures consécutives à la rougeole, et quelques croûtelles, traces des vésicules qui ont existé au début, et quelques-unes consécutives à des lésions de grattage.

Notons l'abaissement de température coïncidant avec cette diminution de l'éruption.

Le 6 avril. — Les lavements boriqués ont été de nouveau administrés hier et ce matin (50 grammes d'acide borique en **24** heures).

Cette simple administration de trois lavements boriqués a suffi pour produire une nouvelle poussée éruptive qui se remarque surtout sur le nez, les lèvres et les joues, où la coloration marbrée qui existait hier est remplacée par une teinte rouge vif constituant une plaque à peu près uniforme plus foncée que la rougeur de la scarlatine.

Sur l'abdomen et les organes génitaux, l'abondance de l'éruption s'est beaucoup accrue. Aux genoux, les papules sont devenues confluentes, et forment une nappe irrégulière avec des placards rouge vineux et quelques croûtelles dues au grattage. La paume des mains et le cuir chevelu présentent également une éruption plus abondante que dans la journée d'hier.

Sur le dos, les éléments éruptifs sont plus nombreux, et de diamètre plus considérable.

Il semble donc très évident que cette nouvelle absorption d'acide borique a déterminé une nouvelle poussée éruptive particulièrement nette et considérable sur la moitié supérieure du corps. Remarquons qu'avec cette nouvelle poussée coïncide une nouvelle élévation de température. Les lavements boriqués sont de nouveau remplacés par des lavements d'eau bouillie.

Le 7 avril. — La suppression de l'acide borique est suivie d'une diminution rapide de l'exanthème, et plus spécialement d'une disparition presque complète des éléments éruptifs les derniers apparus. Sur les lèvres, les joues, le front et le cuir chevelu, les taches sont à peine appréciables.

Sur le tronc, l'éruption persiste et forme même sur l'abdomen une vaste nappe continue d'ilots violacés et de plaques extrêmement irrégulières entre lesquelles la peau est à peu près normale.

Sur les bras, l'éruption a un peu pâli, sur la face postérieure du tronc, elle n'a pas diminué d'étendue, mais sa coloration est d'un rouge moins vif.

Sur les membres inférieurs, l'état de l'érythème est stationnaire. Le caractère le plus remarquable de cette éruption est pour le moment la tendance à prendre une teinte violacée, purpurique, due sans doute à des extravasations sanguines, car elle ne disparait pas sous la pression du doigt.

Notons encore la chute de température de 39° à 37° qui ce matin coïncide avec ce pâlissement de l'éruption.

Le malade continue à prendre des lavements d'eau bouillie, l'acide borique n'entre plus à aucun titre dans son traitement.

Le 8 avril. — L'éruption s'est considérablement atténuée, la coloration rouge vif a complètement disparu, les éléments simplement érythémateux sont remplacés par une vague coloration brune. Les autres sont surtout caractérisés aujourd'hui par la couleur brune et la teinte ecchymotique des téguments. La température est devenue normale.

Le 9 avril. — La figure, le tronc et les membres supérieurs sont encore marbrés par une teinte brune mais moins accusée que la veille. Cette partie du corps présente par places une légère desquamation furfuracée. Sur les fesses et les jambes, la couleur brune est encore très nette, formant de simples taches ou des placards assez larges (fesses et genoux). Aux pieds, la coloration ecchymotique n'a pas varié, mais la plante commence à desquamer par places, ainsi que les espaces interdigitaux.

Le 10 avril. — L'atténuation de l'érythème continue, la coloration violacée tend à être remplacée par une coloration brune. Sur la peau du thorax et de l'abdomen, desquamation furfuracée. Sur les pieds, principalement à la plante, et dans les espaces interdigitaux, desquamation sous forme de très larges plaques épidermiques : desquamation de même aspect à la pulpe des doigts.

Etat général bon, appétit.

Administration de trois lavements boriqués.

A partir du moment où le premier lavement est administré, les urines sont recueillies pendant 48 heures.

Le 11 avril. — Le malade a pris trois lavements boriques hier. Apparition d'une fièvre violente. Hier soir, le malade était rouge, mais ce matin, l'érythème est à peu près dans le même état qu'hier : torpeur, gonflement de la plante du pied qui devient saillante, arrondie. Donc, pas d'érythème nouveau.

Le 12 avril. — Le gonflement de la plante du pied a diminué un peu la fièvre persiste, mais moins forte.

Apparition d'une nouvelle poussée érythémateuse sur le thorax et l'abdomen, très facile à différencier de l'érythème ancien par sa coloration rouge vif. Son apparence est spéciale, formant une vaste nappe scarlatiniforme sur l'abdomen, et constituée sur le thorax par des taches de dimensions variées, les unes extrêmement petites, d'autres formées par la confluence des précédentes et de largeurs diverses. Torpeur, abattement général, fièvre.

La plante du pied droit est un peu moins gonflée qu'hier, et surtout moins douloureuse. Il s'agit probablement là d'un phénomène d'hémorrhagie ou d'œdème profond dû à l'acide borique. Les autres parties anciennes de l'éruption continuent à évoluer vers la disparition.

Bains, lavements d'eau bouillie à partir d'aujourd'hui.

Le 13 avril. — Diminution extrêmement considérable de l'érythème ; les éléments les derniers apparus ont disparu complètement : les éléments anciens sont en voie de disparition.

Cette transformation de l'érythème s'est produite 24 heures après la suppression des lavements boriqués qui ont été supprimés au bout de 48 heures d'administration.

État général, bon, disparition de la fièvre. Persistance des excoriations nasales.

15 avril. — Disparition complète de l'érythème, persistance des excoriations nasales, diminution de l'œdème et de la douleur du pied, persistance d'un certain degré d'abattement, apyrexie.

Deux jours après, l'atténuation des symptômes ci-dessus continuant, le malade entre en convalescence et sort guéri au bout de quinze jours.

Observation VI (résumée).

(Thèse d'Angeli).

Paul J.... 20 ans.

Le 1ᵉʳ janvier, lassitude dont il ne peut expliquer la cause. Douleurs musculaires, inappétence, épistaxis légère.

Entré à l'hôpital le 3 janvier, très abattu. Violente céphalalgie, se plaint de ne pouvoir dormir, douleurs à la nuque, vertiges. Nouvelle épistaxis peu abondante. Bouche pâteuse, anorexie. Diarrhée, douleur dans la fosse iliaque droite.

Traitement : un verre d'eau de Sedlitz, deux lavements froids boriqués, un le matin, l'autre le soir. 1 gr. de sulfate de quinine. Enveloppement froid.

4 janvier. — Même état, évolution régulière de la fièvre. 39°3 le matin, 40°2 le soir. Suppression du purgatif, 3 litres de lait.

8 janvier. --- Eruption qui se généralise sur le ventre, la poitrine, et les articulations. Sur le ventre et la poitrine, petites taches rosées lenticulaires, appréciables au toucher, s'effaçant momentanément à la pression. Aux articulations : éruption formée de taches rouges, petites et non saillantes. Les symptômes augmentent d'intensité ainsi que la température : 40° le matin, 40°4 le soir.

9 janvier. — Même état, l'éruption se généralise au cou, aux membres. Les petites taches de la journée précédente sont maintenant des macules d'un rouge vif, les unes isolées, les autres confluentes, affectant la forme de plaques irrégulières à bords déchiquetés et circonscrivant des îlots de peau saine. Température : 39° et 40°2.

11 janvier. — Température, 40° et 40°5. Généralisation complète de l'éruption, le malade semble atteint de purpura.

13 janvier. — Le malade se met à desquamer. La desquamation débute par le cou et la poitrine, et finit par la paume de la main et la plante des pieds. Au visage, elle se fait par petites écailles, au tronc par squames de trois ou quatre centimètres carrés. Aux bras, aux mains, et surtout aux pieds, on peut enlever des plaques épidermiques très grandes.

Pendant toute la durée de l'éruption, on a continué l'enveloppement froid et fait des affusions d'eau froide sur la poitrine et la tête. Les lavements boriqués ont été supprimés.

14 et 15 janvier. — La desquamation continue.

23 janvier. — Le malade commence à manger, et le 30 janvier il sort, faible encore, mais guéri de la fièvre typhoïde.

Observation VII (résumée.)
(Thèse d'Angéli.)

Angèle K..., domestique, 18 ans, entre à l'hôpital de Toulon, le 1er janvier 1899.

Le 4 janvier, elle a été prise de céphalalgie, de rachialgie, de courbature.

Le 6 janvier, examinée par un médecin qui diagnostique courbature, elle se met au repos, prend un purgatif et du sulfate de quinine.

Le 10 janvier, son traitement à l'hôpital consiste en deux lavements boriqués, matin et soir, enveloppement froid toutes les fois que la température dépasse 39°.

17 et 18 janvier. — La malade, dont l'état semblait s'améliorer, présente une élévation de température, et une éruption apparait aux articulations. Ces taches rouges ne sont pas saillantes et semblent disparaitre à la pression.

19, 20, 21 janvier. — L'éruption localisée aux articulations, s'étend les jours suivants aux membres, au ventre et à la poitrine.

La fièvre monte, et la diarrhée réapparait. L'érythème est polymorphe et envahit rapidement tout le corps.

22, 23, 24. — La desquamation commence et se poursuit les jours suivants. Elle se fait par petites écailles au cou, à la poitrine et au ventre. Sur les membres, aux mains et à la plante des pieds, on voit se détacher des plaques épidermiques de plusieurs centimètres.

25 janvier. — La malade entre en convalescence, la fièvre et la diarrhée ont disparu.

Le 10 février, elle quitte l'hôpital complètement guérie.

BIBLIOGRAPHIE

Angeli. — *Thèse de Paris*. Contribution à l'étude des rash scarlatiniformes dans la fièvre typhoïde.

Arnozan. — *Précis de thérapeutique*. 1901. Tome I, p. 54. Article acide borique.

Aron. — *Thèse de Paris*, 1900. L'exanthème scarlatiniforme dans la fièvre typh.

Calton. — *Thèse de Paris*, 1893. Des érythèmes infectieux, en particulier dans la fièvre typh.

Chédevergne. — *Thèse de Paris*. 1861. De la fièvre typh. et de ses manifestations congestives, inflammatoires et éruptives.

Dechambre. — *Dictionnaire*. Article acide borique. Article lavement.

Féré. — *Société de biologie*. 23 janv. 1891.

Féré et **Lamy**. — *Nouvelle iconographie de la Salpêtrière*, 1899, II, 305. Deux cas d'éruption eczémateuse produite par le borax.

Galliard. — *Semaine méd.*, 1894. Contribution à l'étude des érythèmes infectieux.

Gaucher. — *Soc. méd. des hôp.*, 27 janvier 1888.

— *Bull. méd.*, 1890, p. 751.

Gillet. — *Thèse de Nancy*. 1896. Contribution à l'étude des érythèmes dans la fièvre typhoïde.

Grumplet (Mme Sophie). — *Sem. méd.*, 1899, p. 16.

Jaenicke. — Soc. de thérap. 1891, p. 317.

Kister. — *Sem. méd..* 1901, p. 327. Dangers de l'acide borique pour la conservation des aliments.

Lovy. — *Thèse de Paris*, 1890. Exanthème rubéoliforme du déclin de la fièvre typhoïde.

Lyon. — *Thérapeutique clinique*. Art. fièvre typhoïde.

Manquat. — *Précis de thérapeutique*. T. I, page 126.

Martin de Gimart. — *Médecine moderne*, 1898. Erythèmes infectieux dans la fièvre typhoïde.

Normand. — *Thèse de Paris*, 1875. Eruptions cutanées dans la fièvre typhoïde.

Pons. — *Thèse de Toulouse*, 1878. Contribution à l'étude des érythèmes infectieux dans la fièvre typhoïde.

Remlinger. — *Revue de médecine*, 1900. Erythèmes rubéoliformes et scarlatiniformes dans la fièvre typhoïde.

Richet. — *Dictionnaire de physiologie*. Article acide borique.

Rispal. — Société de médecine de Toulouse. 1898. Contribution à l'étude des érythèmes infectieux de la fièvre typhoïde.

TABLE DES MATIÈRES

BUZANÇAIS (INDRE), IMPRIMERIE F. DEVERDUN.

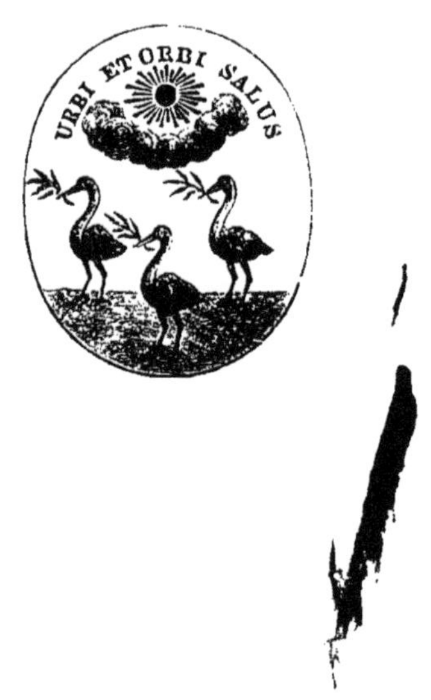
URBI ET ORBI SALUS